TRAITEMENT
DU CHOLÉRA.

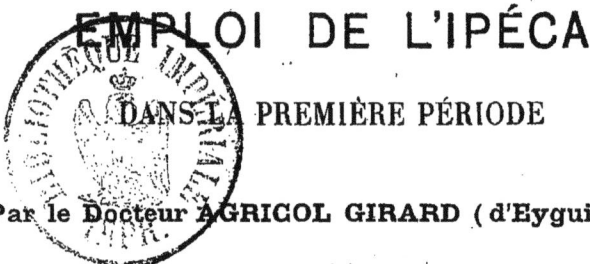

EMPLOI DE L'IPÉCA
DANS LA PREMIÈRE PÉRIODE

Par le Docteur **AGRICOL GIRARD** (d'Eyguières),

EX-CHIRURGIEN INTERNE A L'HÔTEL-DIEU DE MARSEILLE.

MARSEILLE

A LA LIBRAIRIE MARIUS LEBON,

Rue Canebière, 35

ET CHEZ LES PRINCIPAUX LIBRAIRES.

—

1865.

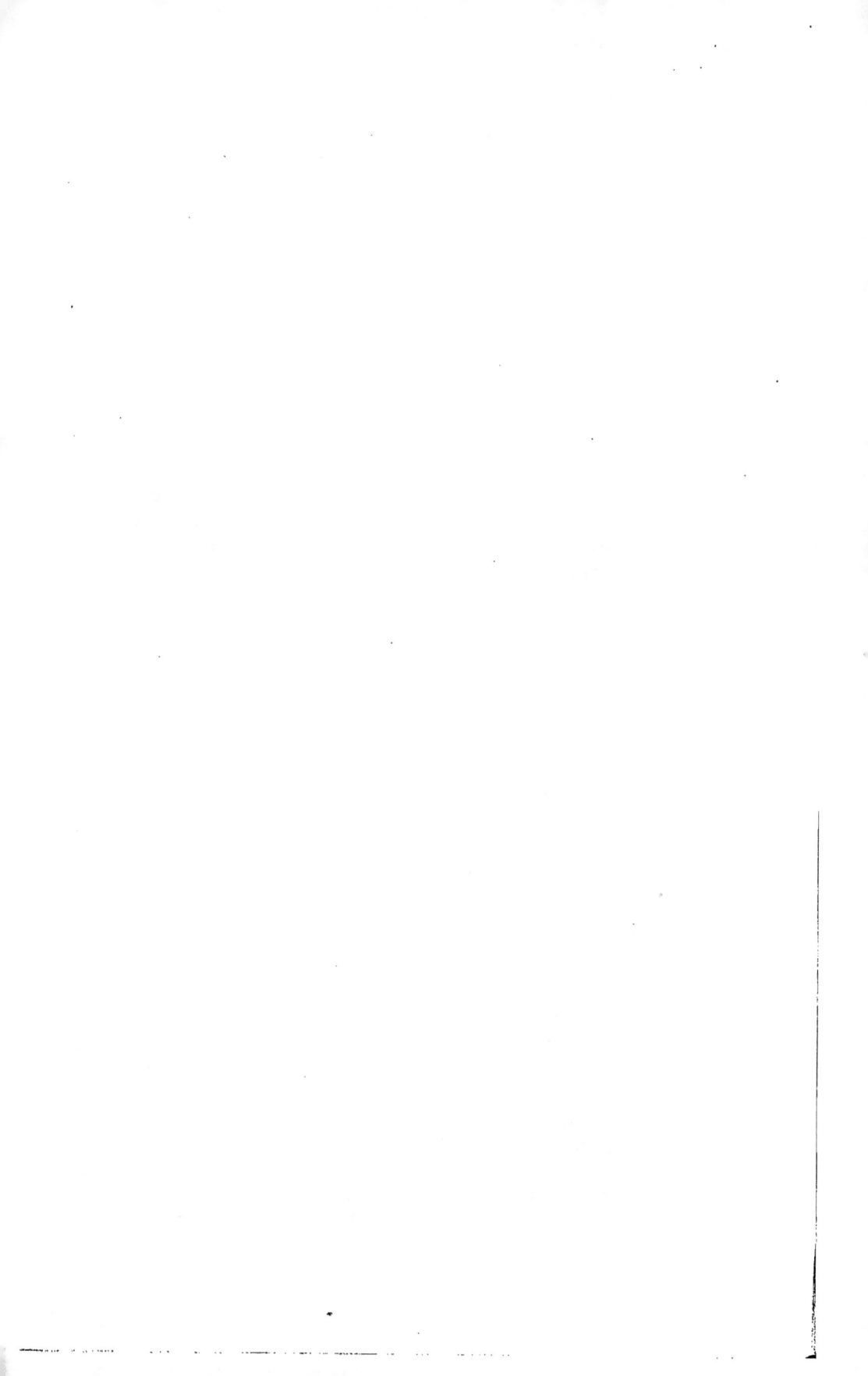

TRAITEMENT

DU

CHOLÉRA.

EMPLOI DE L'IPECA DANS LA PREMIÈRE PÉRIODE.

Le Choléra nous entoure de toutes parts, et fait en ce moment de nombreuses victimes dans les contrées méridionales de la France. Marseille, Arles, Toulon, La Seyne, et diverses autres localités sont décimées par le fléau. Cet état de choses est très-affligeant, et doit nous faire réfléchir sérieusement pour appliquer à cette redoutable maladie un traitement rationnel, fondé sur l'expérience, et qui donne plus de succès que par le passé.

C'est ici le cas de rappeler les paroles suivantes de Sydenham, paroles qui réflètent les sentiments de ce grand médecin, et qui pourraient servir d'épigraphe à cette publication :

« S'il se trouve un homme qui, par une méthode
» sûre ou par un remède spécifique, sache non-seule-
» ment arrêter le cours des fièvres intermittentes d'au-
» tomne, mais encore les déraciner entièrement, je
» crois cet homme obligé par toutes sortes de raisons,
» à faire part au public d'un secret si important, et
» s'il manque à ce devoir, j'ose dire qu'il ne mérite
» pas le nom de bon citoyen. » (1)

Si ces paroles sont fondées à propos des fièvres intermittentes, combien à plus forte raison ne le sont-elles pas à propos du fléau asiatique ; car il n'y a pas de comparaison possible entre les maux qu'entraînent ces deux maladies.

(1) Sydenham *Des fièvres intermittentes.*

L'opinion de ce grand médecin, de cet homme de bien, m'impose donc l'obligation de prendre la plume malgré mon insuffisance, mais les misères qu'entraîne cette affreuse maladie sont si poignantes, les victimes qu'elle frappe si nombreuses, qu'aucun effort ne doit coûter aux médecins pour répandre la lumière sur un sujet si important, dans la mesure que leur expérience peut leur fournir, afin que désormais le choléra entre dans l'ordre des maladies ordinaires.

Bien que placé sur un théâtre restreint, je me croirais coupable de fausse modestie et de lèse-humanité, si je gardais pour moi seul une médication qui, jamais ne m'a fait défaut, dans les épidémies de 1854 et 1855, les seules que j'ai observées.

Je viens donc appeler l'attention du corps médical sur un sujet sérieux et d'une haute importance. Je viens dire dans toute la sincérité de mon âme : « l'agent que » je propose est le seul qui m'a toujours réussi, qu'on » l'essaie, il est connu de longue date, on l'emploie » souvent, il ne présente aucun danger, et après l'ex- » périmentation, on prononcera. »

Avant d'entrer en matière, j'ai à prévenir mes lecteurs qu'ils ne trouveront pas dans ce travail de nombreuses citations d'auteurs. Partisan peu zélé du numérisme, je ne multiplierai pas non plus les observations, et ne ferai pas valoir des chiffres pompeux. Des inductions théoriques universellement admises et l'exposé simple des faits observés, pouvant conduire à une application thérapeutique judicieuse, formeront le fond de cet écrit sans prétention scientifique.

L'Académie impériale de Médecine de Paris a posé pour question de concours :

« Trouver une médication qui guérisse le choléra » asiatique dans l'immense majorité de cas. »

Je n'hésite pas à répondre à cette question.

Oui et non.

Oui : une médication guérissant le choléra dans l'immense majorité des cas existe, mais seulement dans la première période, dans la période d'incubation caractérisée par la diarrhée *eau de riz*, alors que la vie n'est que menacée, et qu'elle est encore en possession de toutes ses forces.

Non, dans la période algide, quand la circulation est plus ou moins suspendue par la privation de sérosité dans le sang, et que le tube digestif se trouve dans un état d'inertie presque complète : alors, quelle que soit la médication employée, la guérison n'aura plus lieu dans l'immense majorité des cas. Il en sera de même dans la période de réaction, où plusieurs circonstances se trouvent réunies pour produire des congestions extrêmement dangereuses.

Je suis convaincu, et je voudrais que tout le monde le fût comme moi, qu'il est très-facile de triompher du choléra dans le début. Il est peu de maladies où le beau distique d'Ovide se trouve d'une application aussi vraie que dans celle qui nous occupe :

« Principiis obsta : sero medicina paratur,
« Cùm mala per longas invaluère moras. »

Il en est du choléra comme de la plupart des maladies aiguës graves, telles par exemple que la pneumonie. Traitée convenablement et en temps opportun, cette maladie se termine le plus souvent d'une manière favorable, quand elle est exempte de complications aggravantes. Au contraire, quand elle est arrivée à la troisième période, à l'hépatisation grise, son issue est presque toujours fatale, et la guérison est alors une exception.

Dans la recherche du traitement d'une maladie quelconque, il est très-satisfaisant pour la raison du médecin, de pouvoir connaître la nature de cette maladie, afin de lui opposer une médication fondée sur cette connaissance ; tandis qu'un traitement empirique, (bien que nous soyons souvent heureux de l'avoir à notre disposition), ne doit-être employé que lorsqu'il est sanctionné par une expérience généralement suivie de succès. En d'autres termes le rationalisme en médecine doit toujours avoir le pas sur l'empirisme, excepté dans les maladies contre lesquelles il existe des remèdes spécifiques. Telle n'a pas été, je crois, la méthode employée jusqu'à ce jour dans la recherche du traitement à opposer au choléra.

Quelle place dans le cadre nosologique assignerons-nous au fléau asiatique ? Évidemment on ne peut pas le ranger parmi les inflammations. Il n'appartient ni aux névroses, ni aux cachexies. Si nous nous en rapportons au signe extérieur le plus frappant, nous pourrons dire que c'est une exhalation du tube digestif. Mais cette manière d'envisager la maladie ne satisfait pas l'esprit : cette exhalation ou sécrétion morbide ne constitue pas le fond de la maladie, elle n'en est que la manifestation, que l'effet le plus apparent.

La marche rapide du choléra, les ressemblances nombreuses et frappantes qu'il présente avec les fièvres intermittentes, ressemblances sur lesquelles j'aurai bientôt lieu de revenir, me portent à croire indubitablement que le choléra est une intoxication, une maladie miasmatique ou infectieuse, ayant sa raison d'être dans une altération de l'air qui a échappé jusqu'à ce jour aux recherches de la physique et de la chimie. Ce miasme porte son action délétère dans toute l'économie ; et, d'après les données de l'observation pathologique la plus rigoureuse, la diarrhée et les vomissements qui se manifestent ne sont autre chose qu'un effort de la nature médicatrice pour éliminer le principe morbide. A un degré plus avancé de la maladie, quand les forces sont épuisées, la coagulation plus ou moins considérable du sang rend compte des autres symptômes. Ainsi la suppression des urines, au lieu de dépendre comme on l'avait écrit, d'une perturbation de l'influx nerveux provient uniquement de la suspension de la fonction des reins qui, ne recevant qu'une faible ondée de sang, ne peuvent plus fournir leur sécrétion habituelle. Cette explication toute simple s'applique également aux crampes et à la dyspnée. Ne recevant plus qu'une faible quantité de sang, les muscles entrent dans un état spasmodique suivant cette parole de Sydenham, si pleine de vérité qu'on pourrait en faire un aphorisme : *Sanguis moderator nervorum*

Mais ne nous écartons point de notre sujet dans l'explication des symptômes de la maladie. Oui, celle qui nous occupe est une intoxication. Et quel autre genre de maladie présente autant de soudaineté et de violence dans son action !.. Dans toute la force de la santé, un malaise avec accablement vous saisit sans cause connue ; en même temps une diarrhée toute particulière (diarrhée eau de riz) se déclare, suivie plus ou moins près de vomissements. Les crampes, les étouffements, la cardialgie, les sueurs froides forment le cortége des premiers symptômes, et alors les souffrances sont atroces. Bientôt la peau prend une teinte violacée et perd son élasticité, la voix devient sépulcrale, les yeux se ferment à demi comme si le malade n'avait plus la force de les ouvrir complètement, et souvent quelques heures suffisent au fléau pour détruire les constitutions les plus vigoureuses.

Une maladie qui présente une marche si rapide ne peut être qu'une intoxication. S'il nous restait quelque doute à cet égard, la comparaison suivante avec les fièvres intermittentes suffirait pour le dissiper :

1° Les fièvres intermittentes, ainsi que le choléra, ne nous sont connues que par leurs manifestations pathologiques. Si la médecine est parvenue à assigner pour cause aux premières le dégagement provenant des matières végétales et animales en putréfaction dans les marais, cette connaissance n'est venue qu'à posteriori par l'observation topographique des pays où elles sont endémiques : jusqu'à présent la science, malgré le raffinement de ses moyens d'investigation, n'a pu, que je sache, découvrir la raison matérielle de leur existence ;

2° Les deux maladies sont épidémiques et endémiques.

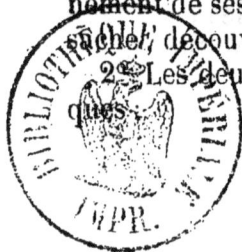

3º. Ainsi que dans le choléra, dans les fièvres intermittentes, il y a souvent des vomissements ;

4º. Le frisson des fièvres intermittentes offre, il est vrai, peu de ressemblance avec la période algide du choléra. Cependant dans les deux cas le corps diminue de volume, le sang se concentre à l'intérieur, et, si dans les fièvres intermittentes la peau n'est pas cyanosée, quelquefois elle n'est pas éloignée de l'être ;

5º Dans l'une et l'autre maladie il y a des sueurs ;

6º Dans l'une et l'autre les malades sont tourmentés d'une soif ardente ;

7º L'une et l'autre sévissent de préférence pendant les trois mois de l'été, juillet, août et septembre, et plus particulièrement dans les années où les vents du nord sont enchaînés. J'ai fait cette dernière observation pendant l'épidémie de 1854 ;

8º. Le berceau du choléra se trouvant dans le delta du Gange offre encore une similitude avec l'origine des fièvres intermittentes, qui est dans les pays marécageux ;

9º Enfin l'autopsie ne révèle dans les deux maladies aucun signe de phlegmasie.

A part la diarrhée et les crampes qui sont propres au choléra, la différence entre les deux maladies existe :

1º Dans la durée de l'accès qui est généralement plus long dans le choléra ;

2º Dans la période algide, qui est moins intense dans les fièvres intermittentes, quoique dans ces dernières le frisson soit accusé plus vivement que dans le choléra, où les malades, en proie à des étouffements, ne cessent d'agiter et de se découvrir les bras ;

3º Enfin dans la période de réaction qui est très-souvent entourée de périls dans le choléra, tandis qu'elle est ordinairement bénigne dans les fièvres intermittentes.

Ce parallèle, qui certes n'a rien de forcé, doit nous confirmer dans l'opinion généralement admise aujourd'hui que le choléra est une intoxication tenant à une altération de l'air inconnue jusqu'à ce jour.

L'avenir peut-être, en nous révélant les conditions qui donnent naissance à cette altération de l'air, dissipera un jour le mystère qui enveloppe encore la cause de cette terrible maladie. En attendant, le rapprochement que je viens de faire ne doit pas être de pure spéculation, il va nous fournir une indication capitale pour le traitement.

Une maladie infectieuse étant donnée, et la médecine ne connaissant aucun spécifique à lui opposer, quelle doit être la conduite du médecin? La réponse à cette question me paraît facile : il doit, avant tout, chercher à expulser le principe morbide, et suivre pour arriver à ce résultat la voie de prédilection qu'indique la maladie. C'est ce que le bon sens médical s'attache à faire dans les empoisonnements et dans plusieurs états morbides. Pourquoi dans le choléra nous écarterions-nous de cette ligne de conduite si rationnelle? Le laudanum qui a une si grande efficacité dans la plupart des souffrances abdominales, le laudanum que Sydenham appelait la *dernière ancre de salut*, dans le choléra confirmé, en quoi peut-il convenir au début de la maladie? Quand il y a déjà prostration des forces, accablement physique et moral, ce remède convient-il? Pourquoi? Pour arrêter la diarrhée? Mais n'oublions pas que la diarrhée ne constitue pas la maladie, qu'elle n'en est que la manifestation, et, qu'en arrêtant seulement le produit morbide, nous rendons la difficulté plus grande.

Sublatâ causâ tollitur effectus : voilà un axiôme incontestable. Eh! bien, qu'il soit notre fil conducteur dans le dédale qui a arrêté jusqu'à présent les progrès de la médication anti-cholérique.

Pendant une épidémie de choléra, dès qu'un malade accuse la diarrhée *eau de riz*, signe qui marque constamment l'invasion de la maladie, au lieu de lui conseiller d'une manière banale des lavements laudanisés, il convient de lui administrer un gramme d'ipéca, et le résultat obtenu par ce moyen est bien plus décisif. En même temps que le principe morbide est expulsé, la diarrhée est arrêtée plus sûrement que par tout autre agent, sans excepter le laudanum.

Si cette médication paraît hardie au premier coup-d'œil, si elle choque même les préjugés, elle n'en a pas moins pour elle la sanction de l'expérience et l'autorité imposante du père de la médecine.

Le 30 juillet 1854, la nommée Clarisse, épouse R..., âgée de 24 ans, se plaint de malaise général : elle accuse un abattement physique et moral considérable, du dégoût pour les aliments et la diarrhée *eau de riz*. Elle prend d'après mon conseil 1 gramme d'ipéca en 2 paquets, à demi-heure de distance, éprouve des vomissements et se trouve rétabli le lendemain. Au bout de 15 jours, les mêmes symptômes reparaissent, le même remède est administré et le même résultat obtenu. Ce fait se renouvella encore une fois pendant l'épidémie, le résultat fut encore rapide et complet.

Voilà une observation intéressante et qui pourrait être attestée par la personne qui en fait l'objet.

Il y avait ici cholérine bien caractérisée. Le fait se passait à l'époque où l'épidémie était dans toute sa violence; et je suis convaincu que sans l'emploi de l'ipéca, la série formidable des autres symptômes propres à la maladie confirmée n'aurait pas tardé à se développer.

Un résultat si satisfaisant m'encouragea dans cette voie. Dès lors, toutes les fois que je fus appelé à traiter des malades qui se trouvaient dans les mêmes conditions, je n'hésitai pas à employer la même médication et le résultat ne fit jamais défaut.

L'administration du vomitif fut suivie pendant deux jours de l'usage modéré d'une infusion aromatique et de quelques potages maigres. Le choix des premiers aliments ne me paraît pas indifférent : dans nos climats méridionaux, je préfère les aliments maigres et légers.

Voilà des faits pratiques d'une importance considérable. Maintenant, examinons si notre manière de procéder est conforme aux saines traditions médicales.

Le père de la médecine, dont l'autorité est d'un si

grand poids pour tout ce qui a trait à l'observation, l'immortel Hippocrate, se prononce en termes formels : « *Purgandum œstate quidem, magis superiores ventres ;* « *hieme vero, inferiores.* » (Sect. IV, aph. IV.) « Faites « vomir de préférence pendant l'été ; en hiver, produi- « sez des évacuations alvines. »

Aucun médecin, que je sache, n'est venu, jusqu'à présent, s'inscrire en faux contre cet aphorisme. Dans notre climat qui se rapproche beaucoup, sous tous les rapports, de celui de la Grèce, j'ai constaté maintes fois l'exactitude de cette proposition, et à moins de contr'indication formelle, j'emploie les vomitifs de pré-férence aux purgatifs depuis le mois de juin jusqu'en fin septembre. Toute idée théorique écartée, j'ai acquis l'expérience que dans cette période de temps les vomi-tifs fatiguaient moins et produisaient un meilleur résul-tat que les purgatifs.

Une autre raison d'employer l'ipéca est basée sur la ressemblance du choléra et des fièvres intermittentes: Quel est le médecin qui n'a pas constaté l'utilité fré-quente, quelquefois la nécessité d'un vomitif dans cette dernière maladie? Pour mon compte, j'ai vu dans quel-ques cas disparaître les fièvres intermittentes par ce seul moyen, sans que j'eusse besoin de recourir au sel de qui-nine ; et quand la guérison n'a pas été obtenue à l'aide du vomitif, je n'ai jamais eu à me repentir de l'avoir administré. Longtemps avant la découverte de la qui-nine, le vomitif précédait presque toujours l'emploi du quinquina, et cet usage, sans inconvénient quand il n'y avait pas à craindre d'accès pernicieux, devait avoir sa raison d'être. Notre siècle, enrichi des découvertes scientifiques de toutes sortes, de l'anatomie pathologi-que, et surtout des immortels travaux de Bichat, ne peut pas refuser quelque bon sens médical à ceux qui l'ont précédé ; et Torti, Sydenham, Barthez, etc., pour-raient figurer, s'ils vivaient encore, à côté de nos con-temporains les plus illustres.

En tout temps, les vomitifs ont été considérés comme

un moyen des plus puissants, je dirai même comme un moyen héroïque, contre plusieurs états morbides graves, que je n'ai pas à énumérer ici. L'effet de ces remèdes doit tenir à plusieurs raisons : la première, celle qui tombe sous les sens, c'est le fait en lui-même du vomissement, l'évacuation du principe morbide ou du produit de la maladie ; la deuxième, c'est la sédation et la diaphorèse qui suit le vomissement ; la troisième enfin, c'est la modification locale de l'estomac et plus ou moins de tout le tube digestif par voie de continuité.

Outre cette action complexe, propre à tous les vomitifs, l'ipéca paraît avoir des propriétés spéciales ; son efficacité dans la dyssenterie et dans le début des maladies puerpérales est généralement connue, et tous les médecins savent que c'est un agent de substitution des plus puissants que nous possédions dans les affections du tube digestif. Ils savent tous aussi que le tube digestif est la voie la plus fréquente d'élimination ou de dépuration de l'économie, que les maladies soient aiguës ou chroniques. Ce que je dois ajouter, et ceci est le plus important, c'est que par l'emploi de l'ipéca j'ai toujours réussi à arrêter la marche de la maladie, ce qui ne m'est pas toujours arrivé avec les autres moyens.

Le traitement que je viens d'indiquer est le seul pour moi qui jusqu'à ce jour ait présenté un résultat pratique conforme à la théorie. Je n'ai pas eu besoin de recourir à une dose de sulfate de quinine après l'administration de l'ipéca, ainsi que je m'étais proposé de le faire, dans le cas où ce vomitif n'aurait pas suffi à arrêter le développement de la maladie. En effet, si l'ipeca n'avait pas produit ce résultat, je n'aurais pas hésité à administrer une dose de sel de quinine, tout comme si j'avais affaire à une fièvre pernicieuse.

J'éprouve ici le besoin d'insister sur un point essentiel : c'est celui de l'opportunité du remède. L'ipéca ne guérit radicalement que dans la période d'incubation. La *diarrhée eau de riz*, particulière à la maladie, et que les médecins ont justement appelée *diarrhée pré-*

monitoire, existe du plus au moins chez tous les cholériques, et il ne m'est pas arrivé une seule fois de voir un malade atteint de choléra chez qui elle eût fait défaut C'est alors le moment d'administrer le remède. Dans cette maladie terrible et effrayante par sa rapidité, il y a peu d'exemples de malades qui aient été frappés sans être avertis, et si le mal n'est pas arrêté dans sa marche, cela tient le plus souvent à la négligence de ceux qui en sont attaqués. Le devoir des médecins est donc de publier bien haut la curabilité du choléra dans sa première période. J'espère que dans un temps rapproché, il en sera du choléra comme des fluxions de poitrine et de la pustule maligne : dans ces cas, les personnes qui entourent les malades, bien pénétrées de la gravité et de la rapidité de la maladie, quittent tout pour appeler le médecin, dès l'apparition des premiers symptômes.

Quand cette pratique sera généralement suivie, comme elle l'est dans les fluxions de poitrine et dans la pustule maligne, alors le choléra entrera dans l'ordre des maladies ordinaires : alors on ne verra plus comme on les voit aujourd'hui, dès l'apparition de l'épidémie, ces perturbations profondes dans nos grandes cités, et la terreur ne viendra plus en aide au fléau pour décimer nos populations.

Je crois avoir démontré suffisamment, jusqu'à preuve du contraire, la curabilité du choléra dans l'immense majorité des cas, et avoir accompli la tâche que je m'étais imposée de préconiser l'emploi de l'ipéca dans la période d'incubation. Mais avant que l'efficacité de la racine du Brésil soit universellement connue, plusieurs arriveront à une période plus avancée de la maladie, et dans ce cas je croirais laisser mon travail incomplet, si je ne publiais jusqu'au bout le résultat de mon expérience.

Me voici donc arrivé à une période de la maladie où, malgré ma foi médicale, je sens faiblir ma confiance dans les ressources de l'art. Cependant le médecin doit

être inacessible à toute faiblesse ; et si le mal redouble
de violence , il doit redoubler de zèle pour chercher par
tous les moyens que la science lui suggère , à arracher
à la mort le plus de victimes qu'il peut.

Dans la période algide qui arrive quelquefois en
même temps que les premiers vomissements le tube
digestif est dans un état d'inertie considérable ; le sang
coagulé en partie ne circule plus que dans les gros
vaisseaux , les pulsations du cœur sont plus ou moins
misérables ; et quel agent pourra alors relever sûrement
et constamment un organisme presque réduit à l'état de
cadavre ! A quelque médication que l'on s'adresse ,
quand la maladie est arrivée à ce point , sa terminai-
son est souvent fatale.

Ce qui est le plus douloureux pour nous dans les
épidémies de choléra, c'est que les malades, ainsi que
leurs proches parents , terrifiés par le nombre inusité
des décès , n'appellent souvent le médecin qu'à cette
période extrême et presque désespérée , au lieu de re ·
courir à lui dans les premiers instants de la maladie ,
alors que son intervention serait presque toujours cou-
ronnée de succès.

Le choléra confirmé , caractérisé par les vomissements , la diarrhée et les crampes est combattu le plus
éfficacement par une potion contenant pour les adultes
de 20 à 30 gouttes de laudanum dans 125 grammes
d'au fraîche , prises par cueillerée à bouche d'abord de
demi heure en demi heure jusqu'à ce que les vomissement et la diarrhée soient à peu près suspendus , et
ensuite à des intervalles de plus en plus éloignés. Si
en même temps les crampes se manifestent , les frictions
sèches sont très-utiles pour s'opposer à la coagulation
et favoriser la circulation du sang. Ces moyens aidés
de l'usage d'une boisson acidulée froide constituent le
traitement le plus rationnel, c'est celui du moins qui
m'a procuré le plus de résultats avantageux.

Le choléra *infantilis* des enfants au sein , qui survient presque toutes les années pendant les mois de

Juillet et d'Août, et qui est occasionné le plus souvent par une alimentation intempestive et non en rapport avec la force digestive des enfants, trouve son spécifique dans une potion contenant suivant l'âge des malades 2 ou 3 gouttes de laudanum dans 120 grammes d'eau fraîche sans addition aucune. Cette potion prise par cueillerées à café, à intervalles plus ou moins rapprochés suivant l'intensité de la maladie, me donne des succès constants. Depuis nombre d'années, en suivant cette règle de conduite, que j'ai puisée dans Sydenham, je n'ai pas eu un seul décès. *Curationem hujus morbi laudano solo aggredi oportet.*(p. 696 de cholero morbo).

Contre la période algide, sans contredit la plus meurtrière, presque tous les agents de la matière médicale ont été essayés avec plus ou moins de raison, et, disons-le à regret, en général avec peu de succès. La liste de ces agents remplirait plusieurs pages, si je voulais en faire ici l'énumération. Il est évident que lorsque le médecin se voit en face d'un malade voué à une mort à peu près certaine et prochaine, il est autorisé à ne prendre conseil que de lui-même et à essayer tous les moyens dont il peut disposer pour obtenir sa guérison. Cependant la liberté qu'il a dans ces circonstances graves où il ne relève que de sa conscience ne doit pas le rendre téméraire. Noublions jamais que nous devons user de la plus grande réserve quand nous manions des remèdes dangereux et dont le résultat est incertain, rappelons-nous toujours, pour me servir d'une figure un peu triviale, que nos coups doivent porter sur le mal et jamais sur le malade.

La première indication qui se présente ici semble consister à stimuler les forces de l'organisme. Dans ce but je prescris une cueillerée de boisson alcoolique ; le plus souvent je préfère la liqueur dite de la Grande-Chartreuse, et après, je conseille l'usage de la limonade, et à défaut, d'une autre boisson acidulée, prise froide et à petites gorgées très-rapprochées. Par ce dernier moyen, je calme la soif, ce qui n'est pas un résultat à dédaigner, puisque la soif est un véritable tourment pour les pauvres cholériques. Ces boissons préparées sous leurs yeux ont l'avantage d'écarter de leur esprit cette prévention injuste qui, dans ces temps calamiteux, s'attachent si souvent aux préparations pharmaceutiques. Or, il est toujours d'une grande importance de rassurer le moral des malades, mais plus encore dans ces terribles épidémies. Outre ce second avantage, la température de ces boissons les fait généralement bien tolérer par l'estomac, et leur absorption va rendre promptement sa sérosité au liquide vital. Enfin leur légère acidité les rend anti-septiques, et cette condition est très-utile dans une maladie de nature essentiellement infectieuse.

Si les vomissements et la diarrhée persistent, si le mieux ne se prononce pas après 2 ou 3 heures de cette médication, alors je reviens au laudanum et j'administre 20 à 30 gouttes de ce remède dans une potion contenant environ 120 grammes d'eau. Le malade prend une cueillerée à bouche de cette potion à intervalles plus ou moins rapprochés suivant l'intensité de la maladie et il en continue l'usage à dose décroissante jusqu'à complète cessation des vomissements et de la diarrhée.

Cette méthode est encore la meilleure à suivre dans cette période. Après que le produit morbide a été évacué, calmer l'état d'éréthisme de l'estomac et des intestins, venir au secours du malade, qui se débat dans l'état convulsif du tube digestif, à l'aide du laudanum, qui est le calmant par excellence des souffrances abdominales, c'est, je pense, procéder d'une manière rationnelle.

Cependant quand le pouls est insensible, la peau cyanosée, la langue froide, les pulsations du cœur misérables, enfin quand tout annonce un danger extrême, l'emploi des stimulants me semble tout-à-fait indiqué. Les boissons chaudes et aromatiques (infusion de menthe et de camomille), jointes aux liqueurs alcooliques et à l'application de cataplasmes sinapisés aux extrémités, sont évidemment le meilleur moyen de retenir la vie qui s'échappe. Mais ces moyens ne sont pas inoffensifs ; ils ne doivent être employés que dans les cas où le danger est réellement devenu extrême, et encore ne faut-il pas les continuer longtemps. En général il sera plus avantageux, malgré la gravité des circonstances, de pourvoir au besoin instinctif éprouvé par tous les malades de prendre des boissons froides, qui sont mieux tolérées.

Toutes choses égales d'ailleurs, j'ai observé que la réaction qui survient après l'administration des boissons chaudes et excitantes est ordinairement très-violente et pleine de danger, tandis que celle qui vient à la suite de l'usage des boissons froides et acidulées est plus modérée, presque insensible et n'est pas accompagnée d'hypérhémie cérébrale. Outre la fréquence de cet accident, qui bien des fois est rapidement mortel, les boissons excitantes traînent plus souvent à leur suite un état typhoïde qui emporte bon nombre de malades, et ces deux écueils dangereux doivent rendre le médecin très-circonspect dans l'emploi des excitants internes. Les deux observations suivantes prouveront l'exactitude de ce que j'avance.

Le 24 août 1854, le sieur P., agriculteur, âgé de 30 ans est atteint de diarrhée cholérique depuis 6 heures quand il me fait appeler. Le pouls est filiforme, la peau couverte d'une sueur froide, la fonte du tissu graisseux considérable relativement à la courte durée de la maladie, la cyanose commence. Le malade a éprouvé quelques crampes, il n'a pas encore eu de vomissements ; ce qui le tourmente le plus c'est une soif très vive ; il manifeste la ferme volonté de s'abstenir de toute préparation pharmaceutique. Je lui conseille de prendre une cueillerée à café de liqueur dite de la Grande-Chartreuse, et de se mettre ensuite à l'usage de l'eau fraîche acidulée avec quelques gouttes de vinaigre, à prendre par petites gorgées et aussi souvent qu'il voudra. J'adopte cette simple prescrip-

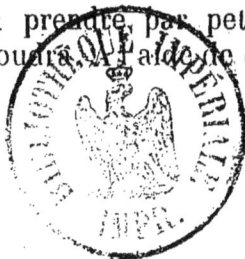

tion , qui fut parfaitement de son goût , grâce à la qualité délicieuse de nos eaux , le malade vit son état s'améliorer au bout de quelques heures ; il n'eut pas de réaction proprement dite ; elle se fit insensiblement, et trois jours après il put reprendre le cours de ses occupations.

Le 19 août 1854 , le sieur E. , cultivateur est pris de diarrhée et de vomissements à la campagne. A 8 h. du soir je suis appelé auprès de lui , et je constate des pulsations du cœur extrêmement faibles , une absence totale de pouls, un état asphyxique très avancé, la langue froide, enfin tout un appareil de symptômes qui annonce un danger imminent. J'administre au malade 3 cuillerées très chaudes d'une infusion de menthe et de camomille , avec addition d'une cuillerée d'eau de vie. Cette préparation est donnée encore trois fois dans le courant de la soirée , concurremment avec l'application de cataplasme sinapisés aux extrémités. Quatre heures après ma première visite, la réaction commençant , le malade prend de la tisane de riz acidulée, à petites gorgées. Le lendemain matin , à 4 heures , la face est rougeâtre, les yeux injectés , le pouls développé : 16 sangsues sont appliquées aux apophyses mastoïdes ; à midi , mêmes symptômes avec subdélirium ; l'écoulement de sang continue. Le soir, le malade est dans un état comateux , il répond difficilement aux questions qui lui sont adressées ; 10 sangsues sont appliquées de nouveau. La réaction continuant le 21, une saignée de 300 grammes est pratiquée. Le 22 , grâce à cette saignée , le pouls est moins développé , quoique ferme. Le coma, accompagné d'un délire fugace , alterne avec une agitation considérable. Le malade est assoupi , ou bien il ne cesse de se tourner et de se retourner dans son lit : du reste il ne se plaint d'aucune souffrance. Il n'a pas soif, et il faut lui offrir les boissons avec insistance pour le décider à boire. Il a peu de fièvre, pas de chaleur , aucun retentissement morbide du côté de l'abdomen.

Prescription : eau sucrée et limonade, prises alternativement,

1 lavement laxatif.

1 vésicatoire à chaque mollet.

Cet état de choses dura encore 8 jours, au bout desquels l'oreille droite et le nez se tuméfièrent et finirent par s'abcéder. Je fis ma dernière visite le 9 du mois suivant, et le sieur E. ne put reprendre ses travaux que dans les derniers jours de septembre, après plus d'un mois de maladie ou de convalescence. Depuis lors il a toujours eu une bonne santé comme il avait au paravant.

Cette observation est intéressante sous plusieurs points de vue : 1.º elle confirme ce que j'ai dit du danger des hypérhémies cérébrales après l'administration des boissons excitantes ; 2.º elle est curieuse en manifestant à nos yeux la puissance de la nature médiatrice par l'issue de la maladie, qui se termine par deux abcès critiques. Ce cas dans une épidémie de choléra est unique dans ma pratique.

Dans l'immense majorité des cas les boissons acidulées froides précédées, ainsi que je l'ai dit, d'une petite quantité d'une boisson alcoolique, unies aux frictions sèches et en cas de besoin aux préparations laudanisées, me paraissent donc former le traitement qui convient le mieux dans cette période grave de la maladie ; du moins c'est ce traitement qui m'a donné le plus grand nombre de guérisons.

D'après ce que j'ai dit plus haut, je crois qu'il convient d'être réservé dans l'emploi des anti-spasmodiques et des excitants diffusibles, tels que l'éther, l'acétate d'ammoniaque, etc. Ces remèdes, qui ne sont pas toujours inoffensifs, ne peuvent avoir aucune action contre l'état spasmodique qui agite tous les muscles de l'organisme, attendu que ces spasmes n'ont pas d'analogue dans le cadre nosologique, et qu'ils proviennent uniquement, à mon avis, de la coagulation du sang et de la suspension forcée plus ou moins considérable de la circulation.

Contre cet état spasmodique j'avais administré avec quelques succès la teinture de musc très étendue d'eau. Mais depuis, j'ai acquis l'expérience que l'usage du laudanum rémédie bien plus sûrement au désordre et aux souffrances du tube digestif, et qu'il fait mieux que tout autre agent tolérer les boissons aqueuses qui seules en définitive peuvent rendre au sang et à tous les tissus de l'économie la sérosité qui a disparu : car l'absence de sérosité dans le sang forme le cachet ou si l'on veut le caractère pathognomonique de la période algide.

Enfin, après avoir employé inutilement tous les moyens indiqués ci-dessus, si tout espoir de guérison était perdu, ne pourrait-on pas essayer de faire respirer aux malades, avec précaution, un peu de gaz oxigène, afin de susciter la réaction par cet excitant énergique, qui a été, dit-on, employé avec succès par des médecins anglais dans les Indes ?

J'arrive maintenant à la période de réaction.

Si la période algide a été intense et d'une certaine durée, le malade court encore de grands dangers quand la réaction vient à s'opérer : c'est alors bien souvent le cas de dire qu'il tombe de Charybde en Scylla. En effet, quoique cette dernière phase de la maladie soit moins meurtrière que la période algide, cependant elle est féconde en une foule d'accidents inattendus, et l'homme de l'art est maintes fois obligé de louvoyer, afin d'éviter les nombreux écueils qui l'environnent. Il semble dans la réaction que la nature s'écarte de sa marche ordinaire, qui est de suivre des transitions douces dans toutes ses opérations, suivant ce proverbe : *natura non vult saltus*.

La raison de ces dangers est facile à concevoir : ils tiennent évidemment à deux circonstances, au fait de la circulation en elle-même, et à l'état des organes au moment où la circulation reprend son cours. En effet, le sang qui naguère était coagulé en grande partie se trouve lancé avec plus ou moins de violence par le

centre circulatoire, et il doit par cette impulsion violente et peu-être aussi par son état moléculaire impres-
sionner tout autrement qu'à l'état normal des organes
qui tantôt étaient flasques et presque exsangues Le
cerveau devait être de tous les viscères celui qui aurait
le plus à souffrir dans ce brusque changement de la
scène pathologique, en raison de la mollesse de son
organisation, et c'est précisement ce qui arrive.

Maintenant examinons les divers degrés de la réaction, et les suites qu'elle entraine :

1° La réaction est modérée ;

2° Elle est violente ;

3° Elle est incomplète.

Quant la réaction est modérée, l'usage des boissons
tempérantes suffit le plus souvent.

Si elle est violente, si le pouls est plein et dur, les
émissions sanguines conviennent, et elles doivent être
faites sans retard. La saignée générale chez les adultes
est quelquefois préférable aux sangsues comme moyen
rapide de déplétion, tandis que ces dernières conviennent plus particulièrement aux enfants. Du reste il n'y
a rien d'absolu dans des cas si délicats où l'on doit mé-
nager les forces, sur le mode d'emploi et sur la quantité des émissions sanguines. Tout ce qu'on peut dire,
c'est qu'elles doivent être en général modérées et pro-
portionnées aux forces du malade et à l'état du pouls.
La condition essentielle du succès des émissions sanguines est dans la célérité jointe à la prudence.

Quand la réaction est incomplète, quand elle ne se
soutient pas, les vésicatoires aux extrémités conviennent, et l'urtication rend des services dans ce cas.
Les boissons acidules étant insuffisantes, il faut alors
recourir aux stimulants ; les infusions des labiées
sont très utiles. Une alimentation légère devra être
prescrite au malade aussitôt que l'état du tube digestif
le permettra.

La réaction entraine fréquemment :

1° Une hypérhémie cérébrale ;

2° Un état typhoïde.

Quand la congestion cérébrale a lieu, ce qui est fréquent, les émissions sanguines sont urgentes, et le moindre retard peut être promptement mortel.

Le 15 septembre 1854, à 4 heures du matin, je fus appelé auprès de l'enfant du sieur G , âgé de 3 ans, le pouls était nul, la peau cyanosée et recouverte d'une sueur froide. La position du malade étant très dangereuse, je prescrivis l'infusion de menthe et de camomille, conjointement avec l'application de sinapismes aux extrémités. A 7 heures la face présentait une teinte rougeâtre, la tête était chaude, les yeux injectés, le pouls développé. 6 sangsues aux apophyses mastoïdes furent prescrites. Le malade étant éloigné d'un kilomètre environ d'une pharmacie avait cessé de vivre avant que l'application des sangsues pût se faire.

C'est ainsi que dans cette période perfide les malades succombent au moment où le médecin semble autorisé à annoncer la guérison.

Quelquefois au choléra succède un état typhoïde grave, état typhoïde qui souvent a pour cause un état morbide de l'encéphale, car ordinairement la chaleur est à peu près normale, tandis qu'elle est âcre et mordicante lorsque cet état est occasionné par un flegmasie intestinale : du reste l'examen attentif du malade et la nature des déjections alvines ne peuvent guère permettre une erreur de diagnostic. Dans ce cas il est difficile de tracer la ligne de conduite qui doit être suivie. En général l'expectation aidée de l'usage des délayants, de quelques lavements et des vésicatoires aux mollets est ce qu'il y a de mieux à faire ; et les remèdes plus actifs ne doivent être employés qu'avec beaucoup de réserve et sur des indications très précises. C'est surtout dans ces cas que le médecin doit dépouiller tout esprit de système, et laisser faire le plus souvent la nature, tant qu'elle ne s'écarte pas trop de sa marche pathologique. Il faut que le régime soit sévère quand il y a de la chaleur à la peau ; dès qu'elle a à peu près disparu il convient de soutenir les forces par quelques aliments.

Enfin s'il survient un état adynamique avec ralentissement du pouls et surtout absence complète de chaleur, quelques cueillerées d'une décoction de quinquina, aidées de l'eau vineuse, pourront être très utiles, en mettant l'organisme dans des conditions telles que l'alimentation complètera la guérison

Me voici arrivé au terme de mon travail. Il ne me reste plus qu'à présenter le tableau synoptique du traitement du choléra, suivant ses diverses phases. Je serai trop heureux, si par mes efforts je puis être utile à mes concitoyens, et bien mériter de ma patrie en contribuant à son bonheur. Dans tous les cas j'aurai la satisfaction du devoir accompli.

PÉRIODE D'INCUBATION.

Caractérisée par malaise général, inappétence, et (signe caractéristique) diarrhée eau de riz.

Ipéca, à dose vomitive.
Boissons tempérantes

et suivant les cas,

Boissons légèrement aromatiques.

CHOLÉRA CONFIRMÉ.

Caractérisé par diarrhée, vomissements, état spasmodique.

Laudanum.
Boissons acidules froides.
Frictions sèches.

PÉRIODE ALGIDE.

Caractérisée par refroidissement de la peau, cyanose, diminution plus ou moins considérable de la circulation et suspension de la sécrétion urinaire.

Liqueurs alcooliques (à dose modérée).
Boissons acidules froides.
Frictions sèches.

S'il y a persistance des vomissements et de la diarrhée.

Laudanum.

Dans les cas très graves.

Boissons stimulantes chaudes (avec réserve).

En cas d'insuccès des remèdes ci-dessus, et à titre d'essai en désespoir de cause.

Inhalation d'une petite quantité d'oxygène.

PÉRIODE DE RÉACTION.

Danger surtout du côté du cerveau.

Boissons tempérantes.
Émissions sanguines.
Vésicatoires.

Et en cas de besoin :

Urtication.
Stimulants.
Toniques.

Marseille. — Impr. et Lith. de Jules BARILE, rue Paradis, 13.

www.ingramcontent.com/pod-product-compliance
Lightning Source LLC
Chambersburg PA
CBHW060513200326
41520CB00017B/5021